I0074679

nsel.

T 34
e
6 4

Te $\frac{34}{64}$

INSTRUCTION

Sur les Symptômes,

LA MARCHE ET LE TRAITEMENT

DU

CHOLÉRA-MORBUS,

SUIVIE

D'UNE OBSERVATION DE CETTE MALADIE,

RECUEILLIE A L'HÔTEL-DIEU D'AUXERRE,

Par MM. Ansel, Courot, Paradis et Marie,

Docteurs en Médecine.

———※———

AUXERRE,

IMPRIMERIE DE GALLOT - FOURNIER.

1832.

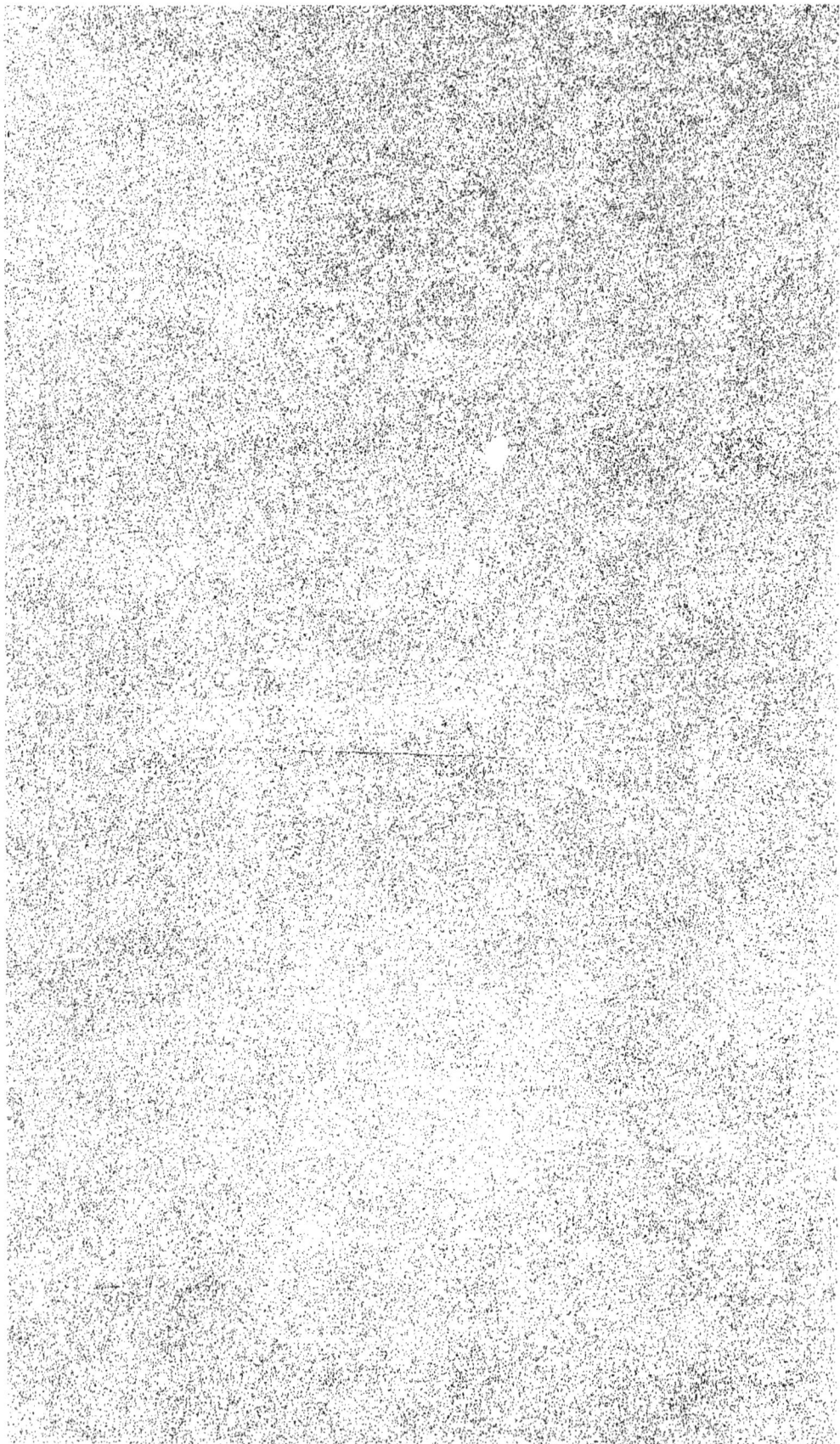

INSTRUCTION

SUR LES SYMPTOMES,

LA MARCHE ET LE TRAITEMENT

DU

CHOLÉRA-MORBUS,

SUIVIE

D'UNE OBSERVATION DE CETTE MALADIE,

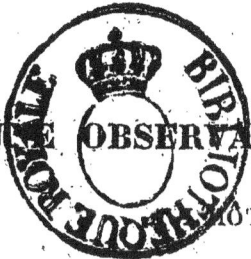

À L'HÔTEL-DIEU D'AUXERRE.

LE désir de répondre aux nombreuses demandes qui nous sont faites chaque jour, et qui maintenant se multiplient, nous engage à faire imprimer ce qu'il est important de connaître sur les symptômes, la marche et le traitement du choléra-morbus. Nous entrons, il est vrai, dans des détails qui ne se trouvent ordinairement que dans les ouvrages destinés aux Médecins ; mais les circonstances où nous nous trouvons nous semblent exiger, que chacun sache à l'avance ce qu'il doit faire, non-seulement pour éviter le fléau qui nous menace, mais encore pour porter des secours utiles à ceux qui pourraient en être atteints.

Nous avons choisi dans les journaux de médecine et, particulièrement dans la Gazette médicale, ce qui nous a paru le plus exact. Nous y avons joint quelques réflexions sur le traitement, et nous avons terminé par la relation d'un cas de choléra que nous avons observé à Auxerre.

Cette brochure pourra d'ailleurs être doublement utile, puisqu'elle sera vendue au profit des pauvres.

Nous ne nous étendrons pas au long sur les mesures à employer pour se préserver de l'épidémie ; une instruction populaire, rédigée à Paris, a été répandue dans le département, par les soins de M. le Préfet, qui a institué dans chaque canton des Commissions sanitaires, et qui a pris toutes les mesures que pouvaient lui commander le zèle et la prudence ; nous dirons seulement en deux mots que maintenant, plus que dans tout autre temps, il faut éviter le refroidissement, surtout celui des pieds ; porter des bas de laine, des ceintures ou camisoles de flanelle sur la peau ; prendre une nourriture facile à digérer, et faire plutôt trois repas égaux que deux. Il faut s'abstenir de liqueurs fortes, ne pas faire usage de viandes ni de poissons salés, fumés ou épicés.

Il est nécessaire d'entretenir sur soi et autour de soi la plus grande propreté.

Nous ne conseillons pas de porter de camphre ni d'en placer dans les appartemens ; son odeur pénétrante a déjà occasionné à bien des personnes, des douleurs et des pesanteurs de tête, de l'insomnie. On peut placer dans les appartemens une petite quantité d'eau chlorurée ; mais il faut qu'il y en ait assez peu, pour que l'odeur en soit à peine sentie.

Nous admettons quatre périodes dans la marche du choléra-morbus ; savoir : l'invasion, l'accroissement, le

refroidissement, la réaction. La première est la plus cons-
tante, mais les autres se confondent quelquefois, surtout
quand les symptômes se succèdent avec rapidité.

Ire PÉRIODE OU PÉRIODE D'INVASION.

Le choléra-morbus n'attaque pas subitement avec vio-
lence, il est toujours précédé pendant quelques jours d'un
trouble plus ou moins marqué dans les fonctions diges-
tives : ce trouble consiste en quelques envies de vomir, ou
une diarrhée plus ou moins forte qui disparaît et revient
sans cause connue, et n'occasionne qu'un peu d'accablement : cette diarrhée est accompagnée de quelques légères
douleurs de ventre et de peu d'appétit. Souvent les malades
y ont fait si peu d'attention, qu'il a fallu les questionner
plusieurs fois pour savoir d'eux qu'ils l'avaient éprouvée.
Les Médecins de Paris et ceux de Londres sont d'accord
sur ce point ; l'un d'eux, d'après une note qui nous a été
communiquée, disait dernièrement: que parmi les nombreux
malades qu'il avait vus, soit à l'hôpital, soit en ville, les
dix-neuf vingtièmes au moins, avant d'éprouver les vomissemens, avaient ressenti pendant plusieurs jours, ou
pendant un jour, ou pendant 10 à 12 heures, les symptômes suivans :

1° Les uns, des douleurs et des pesanteurs de tête, de
la courbature dans les membres, un malaise général.

2° Les autres, des coliques sourdes ou vives, du dévoiement, un dérangement notable de l'appétit.

Il dit avoir vu en ville douze à quinze personnes atteintes
de ces symptômes qui ont été dissipés en suivant les
conseils ci-après:

Dans le premier cas, *diète absolue, sans bouillon; boire*

quelques tasses de thé léger ou d'infusion de mélisse ; une saignée du bras ou 20 sangsues à l'anus ; rester au lit, et y provoquer une légère transpiration.

Dans le second cas, *observer également une diète absolue ; faire mettre* 15 *à* 20 *sangsues à l'anus ; boire quelques tasses d'un thé léger ; ajouter à chaque tasse deux gouttes de laudanum ; prendre matin et soir un demi-lavement à l'eau de riz, ajouter à chaque demi-lavement quatre gouttes de laudanum ; et si la diarrhée était abondante et séreuse comme de l'eau trouble ou de l'eau d'amidon, ajouter à chaque demi-lavement un gros ou même deux gros d'extrait de rataniah.*

IIe PÉRIODE OU PÉRIODE D'ACCROISSEMENT.

Après ces accidens qui, dans d'autres circonstances, paraîtraient légers et au milieu d'une santé florissante sous d'autres rapports, souvent quelques heures après un repas, et plus fréquemment encore la nuit et le matin, le malade éprouve de l'oppression ; il a la respiration gênée, la tête lourde et pesante, la vue un peu troublée. Il éprouve une chaleur vive et une grande douleur au creux de l'estomac, des envies de vomir, un dévoiement presque continuel et aqueux, et enfin des vomissemens abondans ; il a une soif vive ; il désire les boissons froides, les demande avec instance, les avale avec avidité, les rejette presqu'aussitôt et en redemande encore.

Les matières des vomissemens sont d'abord les boissons prises, quelquefois avec leur couleur naturelle, d'autres fois avec quelques flocons blanchâtres qui bientôt deviennent plus abondans ; ensuite l'estomac rejette des fluides semblables à du petit-lait avec un dépôt blanc plus ou moins copieux.

Les matières des déjections alvines s'offrent sous deux aspects différens ; les unes consistent en un liquide transparent avec une légère teinte blanchâtre, au fond duquel on aperçoit des grumeaux absolument semblables, pour la couleur et la forme, à du riz qui a crévé dans l'eau, ressemblance d'autant plus frappante qu'elle s'accorde avec la teinte blanchâtre du liquide que l'on prendrait exactement pour de l'eau de riz ; la seconde espèce est un liquide plus épais, lié, assez semblable à une purée, le plus souvent blanc, quelquefois teint en jaune par un peu de bile, ou en rose par une petite quantité de sang. L'odeur de ces liquides est généralement fade et un peu acide. Cette seconde période a une durée très-variable ; tantôt elle n'est que de quelques minutes, tantôt de plusieurs heures.

Pendant cette seconde période, le pouls est lent et semble se ralentir encore à mesure que les accidens s'accroissent ; la douleur épigastrique est toujours vive. *C'est alors qu'on pourrait encore employer avec succès quelqu'évacuation sanguine, soit générale, soit locale ;* mais il faudrait pour cela une indication bien précise ; cette saignée est impossible dans la période de refroidissement, qui suit souvent de très-près celle qui nous occupe.

Plusieurs Médecins ont employé avec succès, à cette époque *l'ipécacuanha, par doses de 12 à 15 grains,* répétées deux ou trois fois, de dix en dix minutes. Ce moyen provoque des vomissemens dont les matières diffèrent un peu de celles rendues précédemment, et souvent il en est résulté une amélioration sensible.

Quant aux boissons qu'on administre, on peut consulter la disposition du malade et choisir le thé ou la limonade, et donner ces boissons froides ou chaudes suivant que l'estomac les supporte plus facilement : on peut encore à cet instant faire usage d'une potion opiacée et légèrement éthérée.

Quelquefois la maladie passe de cette seconde période à la quatrième, et alors elle n'est pas accompagnée du refroidissement des membres, de la teinte plombée de la figure, ni de la couleur violette des mains. La réaction s'établit et la guérison s'opère sans que le malade ait passé par la période du froid ; c'est ce qui a fait admettre deux espèces de choléra, un léger et l'autre grave ; mais on ne doit les considérer que comme un degré différent de la même maladie : cependant il ne faut pas regarder cette espèce de choléra comme exempte de danger ; il en existe toujours tant que la réaction ne s'est pas établie d'une manière bien franche, on doit toujours la provoquer par les moyens dont nous allons parler à la suite de la 3ᵉ période, et parmi lesquels on choisira ceux que le malade supportera plus facilement.

IIIᵉ PÉRIODE ou PÉRIODE DE REFROIDISSEMENT.

La 3ᵉ période s'annonce par un refroidissement graduel qui commence par la figure, les pieds et les mains, et finit par gagner les membres et le tronc. La circulation, qui dès le commencement avait été très-faible, se ralentit, cesse d'abord de se faire sentir dans les extrémités qui deviennent d'un bleu violet ; puis dans le tronc ; et en appliquant l'oreille sur la région précordiale, on a de la peine à y entendre les battemens du cœur, ils sont faibles et peu distincts.

Dès le commencement de cette troisième période, la

figure a un caractère tout-à-fait particulier : les yeux sont d'abord cernés et entourés d'une large bande couleur de bronze, ils sont très-enfoncés, même chez les personnes qui ont beaucoup d'embonpoint ; la cornée est terne, le blanc de l'œil est injecté de veines violettes, et quelquefois il y a des taches de sang ; le regard est morne ; la figure exprime une souffrance profonde, un abattement complet ; les malades ne témoignent aucune inquiétude ; ils sont tourmentés par des crampes continuelles qui commencent par les jambes et s'étendent ensuite dans les bras ; leur peau se plisse ; ils sont dans une agitation extrême ; le corps est couvert d'une sueur visqueuse.

Lorsque cet état augmente, que le froid a envahi tout le corps, alors la figure qui avait d'abord passé par une teinte légèrement plombée, puis cuivrée, devient d'un bleu assez foncé ; les yeux sont tournés en haut, et cependant si l'on adresse la parole au malade il répond avec assez de justesse, il conserve bien son intelligence, quoique son corps présente déjà toute l'apparence d'un cadavre ; la respiration devient froide ; la langue, elle-même, a perdu sa chaleur, l'urine cesse entièrement de couler ; il se forme quelquefois des ecchymoses sur les membres.

Les malades sont tourmentés par la même soif que dans la seconde période, et ne gardent presqu'aucune des boissons qui leur sont administrées.

C'est dans cette période surtout, que le malade est exposé à succomber s'il ne reçoit pas de prompts secours, et si on ne parvient pas à le réchauffer, tant à l'intérieur qu'à l'extérieur. *C'est alors qu'on doit administrer des infusions de menthe, de camomille, de thé, de tilleul.*

Il paraît qu'on a obtenu plusieurs succès en administrant les moyens suivans ;

Pour boissons ordinaires :

Infusion de camomille . .	2 *litres.*
Acétate d'ammoniaque. . .	1 *once.*
Sucre	*demi–livre.*

Ensuite d'heure en heure un demi – verre du punch suivant :

Infusion de tilleul	1 *litre.*
Un citron.	
Eau-de-vie	4 *onces.*
Sucre	4 *onces.*

Et de temps en temps un demi–verre du vin suivant :

Vin chaud	*demi–litre.*
Teinture de cannelle. . . .	*demi–once.*
Sucre	*trois onces.*

On administre en même temps des quarts de lavement auxquels on ajoute 15 *à* 20 *gouttes et jusqu'à un gros de laudanum, renouvelés de deux heures en deux heures.*

Mais nous engageons à n'employer le vin chaud et la cannelle qu'avec la plus grande circonspection, car nous pensons que ce moyen pourrait avoir de graves inconvéniens si on y insistait trop long-temps.

Comme les malades désirent les boissons froides et les réclament avec instance, plusieurs Médecins ont fait donner de la limonade fraîche pour toute boisson et encore en petite quantité, pour ne pas provoquer les vomissemens.

On doit en même temps faire sur les membres des frictions sèches avec des brosses ou avec de la flanelle, en ayant soin de passer la main sous les couvertures pour prévenir le refroidissement.

On a rendu ces frictions plus actives en les faisant avec de la teinture de cantharides, avec de l'ammoniaque liquide étendue d'eau.

Des ventouses sèches sur les bras, les cuisses, les jambes et même sur le corps, sont un bon moyen d'y ranimer la circulation. Pour les appliquer on met quelques gouttes d'esprit de vin ou d'eau de Cologne dans un verre, on y met le feu et on renverse de suite ce verre sur la peau ; on multiplie ces applications. -

Pour ranimer la chaleur nous avons employé avec un succès inespéré l'exposition à un soleil ardent ; mais il faut pour cela des circonstances fortuites et heureuses. On y supplée par tous les moyens possibles ; on enveloppe le malade dans une couverture de laine, on l'entoure de briques chaudes, on le couvre de sachets de son bien chaud ; on fait aussi placer sous les couvertures maintenues par un cerceau, une coquille contenant une cuillerée d'alcohol auquel on met le feu, et la chaleur qui en résulte contribue puissamment à réchauffer le malade. On doit encore lui placer des bouteilles d'eau chaude autour des membres.

On a également conseillé de poser sur la région du cœur un fer à repasser qu'on aura laissé séjourner dans de l'eau bouillante, de manière à ce qu'il en ait la température. On doit placer entre la peau et le fer un morceau de mousseline et ne pas le laisser appliqué plus de 4 à 5 secondes, pour ne pas brûler la peau trop profondément, quitte à recommencer, s'il est nécessaire. Ce moyen paraît avoir contribué à ranimer les battemens du cœur.

Il est bon d'agir en même temps sur la colonne vertébrale, et voici un moyen qui a été employé avec avantage : on imbibe une bande double de flanelle du liniment suivant :

> *Alcali volatil*. . . . . . . 1 *gros*.
> *Essence de térébenthine* . . 1 *once*.

2

On la place aussitôt sur le trajet des apophyses épineuses ; puis une bande mouillée est appliquée par-dessus et l'on passe sur le tout un fer à repasser ou un cautère chaud ; aussitôt l'essence de térébenthine et l'alcali se volatilisent avec une grande rapidité, et déterminent sur le trajet de la colonne une très-vive réaction.

Cette espèce de friction a l'avantage d'agir d'une manière très-énergique, laissant cependant la peau intacte et pouvant, par conséquent, être répétée plusieurs fois dans la journée ; elle a eu pour effet de tirer le malade du froid et de l'accablement dans lequel il était plongé.

On doit en même temps mettre sur les bras et sur les jambes des sinapismes bien chauds, préparés à l'instant même avec de la farine de graine de moutarde récemment moulue, et délayée avec de l'eau chaude ; on les enlève aussitôt qu'ils ont déterminé une vive douleur, et lorsque la chaleur et le pouls commencent à se ranimer.

La troisième période dont nous venons de parler, paraît quelquefois cesser pendant quelques instans, pour se reproduire ensuite ; il est donc très-important que pendant toute sa durée, des personnes intelligentes restent près du malade, pour faire continuer l'usage des moyens propres à le ranimer, aussi souvent et aussi long-temps qu'il est nécessaire. C'est dans ce moment qu'il est exposé aux plus grands dangers, et à mesure que la chaleur se ranime, les accidens fâcheux disparaissent et alors commence la quatrième période.

IV° PÉRIODE OU PÉRIODE DE RÉACTION.

Cette 4° période peut être désignée sous le nom de Période de *réaction*. Les battemens du cœur se font d'abord sentir d'une manière un peu plus distincte ; la respiration paraît moins gênée ; le pouls se relève ; il est fréquent, autant du moins que nous en avons pu juger par le seul exemple que nous avons observé ; la langue qui était restée blanchâtre et large, commence à présenter sur ses bords une couleur rosée ; on voit ensuite quelques points rouges y paraître ; elle est un peu contractée. La chaleur se rétablit d'abord au tronc, ensuite sur les membres : la teinte violette disparaît graduellement de la figure, et persiste quelque temps encore dans les extrémités. Les crampes sont moins fortes ; la soif est beaucoup moins vive ; les vomissemens et les déjections sont moins fréquens, et commencent à présenter une légere teinte jaunâtre, qui va en augmentant, et est d'un heureux présage.

L'urine ne commence à couler que quand les crampes ne se font plus sentir.

Lorsque cette quatrième période commence à se développer, on doit diminuer graduellement l'administration des boissons toniques et chaudes qui avaient été employées pendant la période de froid.

Ce n'est que quand la circulation est ranimée, qu'il peut convenir de tenter une application de sangsues à l'épigastre. On ne doit les mettre qu'en petite quantité, et en ayant soin d'en arrêter l'effet si le malade paraît plus affaissé, et surtout si la respiration et la circulation paraissent de nouveau embarrassées.

RÉSUMÉ.

Il est impossible, dans une maladie semblable, de conseiller et de suivre un traitement uniforme ; mais nous

pensons en somme que dès le début une petite saignée générale ou locale ; la diète et le repos, quelques préparations
opiacées, soit en boisson, soit en lavement sont conve-
nables.

Si les vomissemens surviennent, administrer l'ipécacuanha, pour changer la nature de ces vomissemens.

Dans la période de froid, ranimer la chaleur par tous
les moyens possibles, tant à l'extérieur qu'à l'intérieur.

Enfin dans la période de réaction, revenir aux boissons
adoucissantes et mucilagineuses, et employer de nouveau
les applications de sangsues autour des organes qui paraissent être le siège d'une congestion sanguine.

L'usage du quinquina, qui, en théorie, devrait prévenir
la période du refroidissement, ne paraît pas avoir procuré
un résultat aussi avantageux. Nous pensons qu'on ferait bien
de l'employer, dès le début, après les premières saignées.

Nous n'avons eu occasion d'observer qu'un seul cas de
choléra ; il nous a paru très-intense : mais la malade que
nous avons eu à traiter était une jeune demoiselle de 16 ans,
grande et forte, qui n'avait jamais été malade, et dont la
vie calme et régulière était un bien puissant auxiliaire
pour faire réussir les moyens que nous avons employés.
Nous croyons devoir en joindre ici l'observation : nous
l'avons remise, il y a quelques jours, à M. le Préfet. Nous
y avons fait quelques changemens dûs à de nouveaux renseignemens qui nous ont été donnés, soit par elle-même,
soit par sa mère. Cette observation pourra avoir l'utilité de
faire mieux distinguer les quatre périodes que nous
croyons devoir admettre dans cette maladie, qui ne res-
semble en rien à aucune de celles que nous avons pu
observer, dans le cours d'une pratique déjà assez étendue.

Diarrhée pendant deux jours. — Refroidissement et Crampes pendant 36 heures. — Vomissemens et Déjections blanchâtres. — Guérison le huitième jour.

V........ M........ âgée de 16 ans, née à Coulange-la-Vineuse, grande, forte, bien réglée, a toujours eu une très-bonne santé.

Le 2 février dernier, elle se rend à Paris, près d'une de ses sœurs, religieuse à l'hôpital St-Antoine; elle donne en même temps des soins à une de ses tantes, malade depuis long-temps, quai des Ormes, n°44, proche la Grève.

En arrivant à Paris, elle éprouve de la diarrhée pendant deux jours. Ce dérangement se passe, mais il lui reste peu d'appétit. Elle couche plusieurs nuits à l'hôpital Saint-Antoine, et particulièrement les deux dernières nuits du mois de mars, on commençait à y recevoir des cholériques. La Supérieure engage V........ M........ à retourner près de ses parens.

Iʳᵉ PÉRIODE. — INVASION.

Le 1ᵉʳ et le 2 avril, elle est prise, sans cause connue, d'une diarrhée aqueuse, couleur chocolat et très-fétide; elle éprouve quelques douleurs de ventre qu'elle exprime, en disant : *qu'il lui semblait que ses deux flancs se rapprochassent.* Elle va à la selle douze ou quinze fois dans le jour; elle n'a aucune envie de vomir; elle dort la nuit et la passe tranquillement, sa respiration est parfaitement libre; elle n'a pas d'appétit et ne mange pas.

Elle quitte Paris le 2 avril, à sept heures du soir, après un repas léger; elle n'éprouve rien jusqu'à Montereau; elle est gaie dans la route.

IIᵉ PÉRIODE. — ACCROISSEMENT.

Le 3 avril, à onze heures environ, entre Sens et Mon-

tereau, elle éprouve des douleurs de ventre sans envies
d'aller, et quelques envies de vomir ; sa tête est lourde et
pesante, sans cause connue.

A une heure, arrivée à Sens, elle a très-soif, elle boit
un pot d'eau ; elle vomit peu après.

A Villeneuve-le-Roi, elle mange deux bouchées et boit
de l'eau rougie ; elle ne vomit pas.

Elle continue sa route pour Auxerre ; ses traits s'altèrent
profondément, et les voyageurs en sont frappés. Elle
commence à éprouver des crampes dans les jambes ; elle
vomit de nouveau à Appoigny.

Elle arrive à Auxerre, le 3 avril, à neuf heures du soir ;
elle vomit en arrivant, et elle a trois évacuations alvines en
peu de temps. Les crampes augmentent. Elle a la plus
grande peine à se rendre de la porte de Paris au n° 13 de
la rue Sous-Murs ; elle est obligée de se reposer trois
fois. Ses traits sont tellement altérés que la veuve Germain
chez laquelle elle descend, ne la reconnaît pas, même
après qu'elle s'est nommée.

IIIᵉ PÉRIODE. — REFROIDISSEMENT.

Dans la nuit du 3 au 4, les crampes augmentent dans
les jambes, se font sentir dans les bras ; elles ne sont pas
continuelles, elles diminuent et cessent même pendant
quatre ou cinq minutes, pour revenir avec une force toujours croissante ; elle éprouve des douleurs de ventre,
un sentiment de brûlure au creux de l'estomac ; les vomissemens se succèdent à chaque augmentation des crampes
et à chaque mouvement fait par la malade ; elle est très-
altérée ; elle boit une grande quantité d'eau froide que la
veuve Germain évalue à huit litres. Les matières vomies et

celles rendues par bas sont comparées, par cette femme,
à du petit lait dans lequel aurait nagé quelque chose de blanc. La
malade demande ensuite deux tasses de café au lait : on les
lui donne ; elle les vomit. Sa figure, ses mains et ses
jambes sont froides, et prennent une teinte violette ; elle
se met à nu sur le carreau, et semble éprouver un peu de
soulagement de l'impression du froid ; elle descend pour
quelques évacuations alvines, elle rend six ou sept vers
lombrics.

Les symptômes augmentent d'intensité, la respiration
est gênée, l'agitation est extrême ; elle veut marcher et
ne peut se soutenir, et à deux fois différentes elle reste
pendant plus d'un quart d'heure donnant à peine signe de
vie ; elle ne prend autre chose que de l'eau froide, quelquefois avec un peu de sucre.

Nous ne sommes avertis que le 4 avril, entre huit et
neuf heures du matin, nous la trouvons dans l'état suivant :
Figure plombée, yeux cernés et enfoncés, conjonctive
injectée en violet, pupille dilatée et immobile, mains et
avant-bras bleus ; en un mot, figure cadavéreuse. La respiration est gênée, la poitrine se soulève avec effort, comme
dans un accès d'asthme, mais sans sifflement, le pouls est
insensible ; on ressent seulement un bruissement sourd
dans la région du cœur. L'épigastre et la région hypocondriaque gauche sont douloureux à la pression ; le ventre
n'est pas tendu, il n'est pas froid ; la figure, les bras,
les mains, les pieds sont froids, les jambes conservent
un peu de chaleur. La malade ne se plaint pas du froid ;
elle est très-altérée, elle boit de l'eau sucrée et la rejette
presque aussitôt, nous n'y voyons pas de flocons blanchâtres ; la langue est humide, jaunâtre, n'est pas rouge ;
elle est large, elle n'est pas froide.

La malade n'éprouve aucune douleur de tête ; elle répond juste, mais avec peine. Son affaissement est extrême, elle éprouve des angoisses inexprimables.

Nous prescrivons de l'envelopper dans des couvertures bien chaudes, et nous la faisons transporter à l'Hôtel-Dieu dans une salle particulière, car la femme chez laquelle elle avait passé la nuit ne pouvait lui donner des soins ; elle habite une chambre exposée au nord dans une rue humide, étroite et malpropre.

Arrivée à l'Hôtel-Dieu, nous trouvons que la chambre, dans laquelle on devait la coucher, était froide ; la température en était de 8 degrés environ, celle de l'air extérieur était de 15 degrés à l'ombre. Nous faisons porter le brancard sur lequel était la malade en dehors, vers l'angle d'un mur élevé et très-blanc où le soleil donnait avec force ; elle éprouve un peu de soulagement de cette chaleur solaire. Nous commençons à sentir son pouls, elle nous dit se trouver un peu mieux. Quelques instans après nous pouvons compter les pulsations, il y en avait 115 par minute. On la couche ensuite dans un lit bien chaud, on lui enveloppe les membres de flanelle. Deux Religieuses lui font sur les membres des frictions avec de la flanelle ; on lui met aux jambes deux sinapismes de 8 pouces carrés, et faits avec de la graine de moutarde moulue tout récemment et délayée avec de l'eau chaude.

Nous prescrivons la potion suivante :

Eau de tilleul . . . . . . 2 *onces.*
Eau distillée de Menthe . demi-*once.*
Laudanum sydénham . . . 24 *gouttes.*
Sirop simple . . . . 1 *once.*

à prendre de *demi-heure* en *demi-heure.*

Infusions de camomille et de menthe prises chaudes ,

114 de lavement au pavot, de deux heures en deux heures ;
elle réclame avec instance de l'eau, mais de l'eau fraîche,
il lui en est accordé à chaque fois une petite quantité. Les
vomissemens sont moins fréquens, le froid moins grand,
la figure un peu moins plombée, les crampes continuent
dans les bras et les jambes en présentant alternativement
un peu de diminution et ensuite un peu d'accroissement,
et à chaque fois qu'elles augmentent, la peau des avant-
bras et celle du front forme transversalement un grand
nombre de très-petits plis, la malade demande qu'on lui
étende les doigts, qu'on lui frictionne les mains.

Les sinapismes produisent au bout d'une demi-heure
une vive douleur, nous les faisons enlever, les vomissemens
s'éloignent encore ; les matières vomies sont composées
d'un liquide blanchâtre avec un dépôt de petits corps blancs,
semblables à de l'orge perlé qui aurait bouilli ; il n'y a pas
d'évacuations alvines, la malade n'a pas rendu d'urine
depuis son arrivée à Auxerre.

A onze heures et demie. Sa mère, à laquelle on avait
envoyé un exprès, arrive près d'elle et ne la reconnaît que
lorsque celle-ci lui dit, avec la plus grande peine, *Ah
maman !*

IVᵉ PÉRIODE OU PÉRIODE DE RÉACTION.

A deux heures la langue commence à rougir sur les
bords, les crampes sont un peu moindres, la douleur à
l'hypocondre gauche et à l'épigastre paraît un peu plus
vive. Les autres symptômes diminuent d'intensité.

Nous prescrivons dix sangsues à l'endroit douloureux,
large cataplasme ensuite. Mêmes boissons.

De deux à quatre heures, trois vomissemens et deux

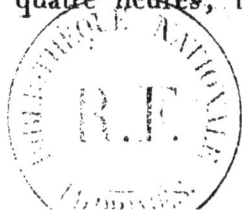

R.F.

évacuations alvines. Les vomissemens contiennent des petits corps blanchâtres comme ceux décrits ci-dessus ; ils se déposent au fond d'une eau légèrement citrine ; les matières rendues par bas contiennent une grande quantité de matière blanche, elles sont moins aqueuses que celles des vomissemens et se rapprochent davantage de l'apparence d'une bouillie au lait, délayée dans de l'eau.

A quatre heures, les piqûres des sangsues saignent abondamment et rendent un sang très-noir ; la chaleur est à peu près rétablie, les traits de la figure sont moins décomposés, les mains seules et les ongles surtout conservent une teinte violette, le pouls ne donne plus que 110 pulsations.

A sept heures, la chaleur est entièrement rétablie, la malade demande qu'on lui ôte les bouteilles d'eau chaude qui sont à ses pieds. La potion qui jusque là avait semblé éloigner les vomissemens, paraît les provoquer, la malade se plaint qu'elle lui brûle la bouche ; elle lui avait été donnée de demi-heure en demi-heure, nous prescrivons de n'en plus donner que de deux heures en deux heures une cuillerée.

A huit heures, le pouls ne donne plus que 98 pulsations, les crampes diminuent, la respiration est moins gênée, depuis quatre heures V..... M....a vomi 5 fois, des matières aqueuses contenant des flocons blanchâtres, elle n'a pas eu d'évacuation alvine, elle a gardé ses lavemens, les intestins se dessinent un peu sur le ventre, on en sent quelques circonvolutions à travers les parois abdominales, chaque vomissement a été précédé d'une petite toux sèche, les douleurs persistent à l'hypocondre gauche, mais sont moindres depuis les sangsues.

Nous faisons arrêter l'écoulement du sang, nous rem-

plaçons l'infusion de menthe et de camomillé par l'eau
gommeuse.

Dans la nuit du 4 au 5, elle sommeille trois heures en
différentes fois , mais son sommeil est agité , la respiration
est courte, elle vomit trois fois dans la nuit, après beaucoup
d'efforts , et rend un ver lombric. Elle est plus calme après
chaque vomissement, elle a deux évacuations alvines , et
rend un autre ver par bas ; elle prend des quarts de lavement au pavot de deux en deux heures , elle est plus calme
après les avoir pris , elle n'éprouve pas de tenesme.

A deux fois différentes , dans la nuit , sa figure , son
cou , ses genoux et ses mains se refroidissent , on est
obligé de les réchauffer , l'abdomen est toujours chaud, les
crampes disparaissent entièrement à minuit. Léger délire.

Elle a peu d'altération et ne boit dans sa nuit qu'un litre
d'eau gommeuse , elle se plaint de l'odeur du chlore ré-
pandu en très-petite quantité dans la salle.

Le 5 avril , à six heures du matin , le ventre est moins
douloureux , la langue est rouge aux bords , blanche au
milieu , la malade n'a pas uriné depuis plus de 36 heures ,
mais la vessie ne paraît pas contenir d'urine ; elle a peu
de soif.

Nous faisons cesser la potion et nous prescrivons seulement l'eau gommeuse peu sucrée pour toute boisson ,
un quart de lavement à la tête de pavot de deux en deux
heures , cataplasme émollient sur le ventre.

A trois heures, elle se plaint d'un peu de picotement à
la gorge , et de démangeaisons aux mains , elle a vomi une
fois depuis le matin des matières blanchâtres, elle a eu
deux évacuations alvines qui contiennent un ver, les matières
évacuées par bas sont jaunâtres et contiennent des flocons
albumineux desquels partent un grand nombre de filamens

semblables à du vermicelle bien fin cuit dans de l'eau , la langue paraît vouloir se sécher , le pouls donne 98 pulsations.

A quatre heures , nouveau vomissement. Elle reste tranquille jusqu'à cinq heures ; nous la faisons mettre dans un bain tiéde, elle y reste quinze minutes, y éprouve un commencement de syncope qui ne dure que trois minutes , et est accompagné de quelques efforts de vomissement.

A cinq heures et demie , elle est tranquille, la langue est moins rouge , plus large. Il y a de l'accablement , la cornée se cache sous la paupière supérieure , il reste toujours de la douleur à l'épigastre et à la région hypocondriaque gauche , l'urine n'a pas encore été rendue.

A neuf heures, pas de vomissement ; depuis trois heures, même état.

Dans la nuit du 5 au 6 , deux vomissemens et deux évacuations par bas, en même temps elle urine pour la première fois depuis son arrivée ; l'urine est rouge et très-odorante. Les matières vomies sont moins blanchâtres , les matières alvines sont jaunes citron, sans filamens comme la veille.

Le 6 , à six heures du matin , nouveau vomissement. Les douleurs de ventre ont cessé , la respiration qui avait été très-gênée , est tout à fait libre. La figure commence à se colorer en rose ; il y a toujours de l'accablement , le pouls donne 86 pulsations par minute.

A deux heures après midi elle n'avait pas vomi depuis le matin , le mieux se soutenait; nous la faisons transporter dans la salle des femmes : eau de gomme , eau de groseilles , deux demi-lavemens , cataplasme sur le ventre.

A neuf heures du soir , elle se plaint d'un peu de douleur de tête , et elle éprouve de nouveau des douleurs de ventre ;

elle se plaint du poids du cataplasme, qui est remplacé par de la flanelle trempée dans une décoction émolliente.

Nuit du 6 au 7. — Vomissement à onze heures et demie, elle rend le dernier lavement sans autre évacuation, elle avait dormi tranquillement de neuf heures à minuit, elle urine sans peine, elle dort mal jusqu'à cinq heures et demie, elle vomit de nouveau, elle rend un ver mort comme tous ceux qu'elle a rendus à l'Hôtel-Dieu. Les matières vomies sont vertes et accompagnées de flocons jaunâtres.

7 avril, à neuf heures, son mal de tête, survenu la veille au soir, s'est dissipé ; elle n'a plus envie de vomir. L'épigastre est un peu douloureux, mais seulement à la pression, la langue est rouge sur les bords et blanche au milieu : la malade n'a aucune envie d'aller à la selle, le pouls ne donne plus que 82 pulsations par minute.

Même prescription que la veille, dans la journée elle a deux évacuations alvines d'eau jaunâtre, et dans la dernière se trouvent quelques portions de matières fécales, les douleurs de ventre disparaissent.

La nuit du 7 au 8 est calme.

Le 8 au matin, le pouls ne donne plus que 78 pulsations par minute ; tous les accidens sont dissipés, la malade prend une cuillerée de riz au lait dans la journée.

Le 9, la langue est dans l'état naturel. La malade demande un peu de nourriture, il ne lui reste plus aucun symptôme de sa maladie.

Telle est l'observation que nous avons faite ; nous avons noté, avec le plus grand soin, tous les symptômes e recueilli tous les renseignemens, et nous avons tou: rapporté avec la plus scrupuleuse exactitude.

La malade ne se souvient plus d'avoir été transférée à l'Hôtel-Dieu, elle ne s'est jamais plaint d'avoir éprouvé l sensation du froid ; elle est maintenant en état parfait de convalescence.

Elle a été soignée dans sa maladie, d'abord, par la veuve Germain et sa fille qui ne l'ont pas quittée dans la nuit du 3 au 4, et qui ont été couvertes de ses vomissemens, ensuite à l'Hôtel-Dieu par les Sœurs hospitalières. Sa mère et plusieurs gardes sont restées constamment près d'elle ; elle a été visitée par Mgr l'Archevêque de Sens, par M. le Préfet, M. le Maire, plusieurs Ecclésiastiques, par les Médecins et les Pharmaciens de la ville et des environs, et jusqu'à ce jour, personne n'a rien éprouvé de semblable à la maladie dont elle était atteinte. Ce qui prouve que ceux qui se dévoueront aux soins des malades ne seront pas plus exposés que d'autres aux effets de l'épidémie, dans le cas où elle viendrait à se déclarer à Auxerre.

Nous aurions désiré publier cette instruction, de concert avec M. le Docteur Héreau, mais il était parti dès le 3 avril pour aller à Paris étudier le choléra dans les hôpitaux, et aujourd'hui 11 avril, à l'instant où nous terminons notre travail, il n'e st pas encore de retour.

POST-SCRIPTUM.

Dans la séance de l'Académie de Médecine, du 10 avril, on annonçait que déjà la maladie perdait de sa malignité. L'administration de l'*ipécacuanha* à l'Hôtel-Dieu, du charbon de bois à l'hôpital Saint-Louis, était indiquée comme agissant d'une manière favorable sur les évacuations ; elle en modifie la nature, elle amène une réaction bilieuse, ce qui est un des signes les plus favorables.

On donne le charbon de bois, réduit en poudre impalpable, à la dose de 24 à 36 grains, prise d'heure en heure, dans une cuillerée de tisanne, ou entre deux fragmens de pain à chanter.

Le sous-nitrate de bismuth, à la dose de six grains d'abord, deux grains ensuite d'heure en heure dans un peu de tisanne, a réussi pour combattre les crampes.

L'inspiration du gaz oxygène, celle du chlore, n'ont pas produit les résultats avantageux qu'on s'en était promis.

Les frictions d'eau distillée de farine de moutarde, ont été avantageuses pour ranimer la chaleur

Un vésicatoire placé sur le trajet de la colonne vertébrale, paraît avoir agi, dans plusieurs cas, d'une manière favorable, un sinapisme ou des moxas placés sur la même région pourraient procurer les mêmes avantages, et agiraient avec plus de promptitude.

Nous finirons en rappelant que Noël, médecin en chef de l'armée navale française, qui, en 1783, était sur les côtes de Coromandel, a obtenu de grands succès de l'emploi de l'ammoniaque dans le traitement du choléra. On peut en donner dix à douze gouttes dans une potion, de quatre onces, et l'employer étendue dans une suffisante quantité d'eau pour faire des frictions sur la peau.

Ce moyen ranime la chaleur et la circulation ; il provoque la sueur ; il ne conviendrait pas, s'il existait des symptômes inflammatoires bien prononcés.

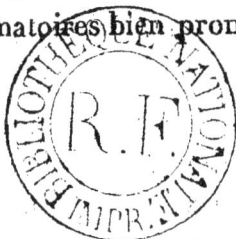

R. F.
BIBLIOTHÈQUE NATIONALE IMPR.

www.ingramcontent.com/pod-product-compliance
Lightning Source LLC
Chambersburg PA
CBHW060526200326
41520CB00017B/5147